AF316249

HYGIÈNE ET TRAITEMENT

DU

CHOLÉRA-MORBUS,

COUP D'OEIL HISTORIQUE

SUR L'ÉPIDÉMIE DE PARIS DE 1832;

Par E. MOULIN,

DOCTEUR EN MÉDECINE DE LA FACULTÉ DE PARIS, CHIRURGIEN DU COLLÉGE ROYAL DE St.-LOUIS ET DES DISPENSAIRES DE LA SOCIÉTÉ PHILANTHROPIQUE, MÉDECIN DU BUREAU DE CHARITÉ DU Xe ARRONDISSEMENT, MEMBRE DE LA COMMISSION SANITAIRE DU QUARTIER DE LA MONNAIE, ETC., ETC.

A PARIS,

CHEZ L'AUTEUR, RUE DE BUSSY, N° 15, F. S.-G.

J.-B. BAILLIÈRE, LIBRAIRE,

RUE DE L'ÉCOLE DE MÉDECINE, N° 13 bis;

LONDRES, MÊME MAISON, 219, REGENT STREET;

IMPRIMERIE D'HIPPOLYTE TILLIARD, RUE DE LA HARPE, N° 88.

1832.

T d 57
346

Td 57/346

HYGIÈNE ET TRAITEMENT

DU

CHOLÉRA-MORBUS,

COUP D'OEIL HISTORIQUE

SUR L'ÉPIDÉMIE DE PARIS DE 1832;

Par E. MOULIN,

DOCTEUR EN MÉDECINE DE LA FACULTÉ DE PARIS, CHIRURGIEN DU COLLÉGE ROYAL DE S^t.-LOUIS ET DES DISPENSAIRES DE LA SOCIÉTÉ PHILANTHROPIQUE, MÉDECIN DU BUREAU DE CHARITÉ DU Xe ARRONDISSEMENT, MEMBRE DE LA COMMISSION SANITAIRE DU QUARTIER DE LA MONNAIE, ETC., ETC.

A PARIS,

CHEZ L'AUTEUR, RUE DE BUSSY, N° 15, F. S.-G.

J.-B. BAILLIÈRE, LIBRAIRE,

RUE DE L'ÉCOLE DE MÉDECINE, N° 13 bis;

LONDRES, MÊME MAISON, 219, REGENT STREET;

IMPRIMERIE D'HIPPOLYTE TILLIARD, RUE DE LA HARPE, N° 88.

1832.

HYGIÈNE ET TRAITEMENT

DU

CHOLÉRA-MORBUS :

COUP D'OEIL HISTORIQUE

SUR L'ÉPIDÉMIE DE PARIS DE 1832.

Depuis long-temps l'apparition du choléra-morbus en France s'annonçait par des phénomènes morbides qui, pour tout médecin observateur, ne laissaient aucun doute sur la prochaine irruption de cette maladie dans nos contrées. Quoique l'hiver eût été très peu rigoureux, on éprouvait un certain degré de froid dont on avait peine à se rendre compte ; on était plus frileux qu'à l'ordinaire, sans savoir trop pourquoi, ou plutôt on se refroidissait plus facilement et à la moindre occasion. Souvent aussi on avait des coliques, et une certaine répugnance pour l'exercice et le mouvement ; les crampes étaient devenues pour ainsi dire à la mode ; les digestions étaient lentes et laborieuses; et enfin, dès le mois de février, les affections bilieuses étaient devenues plus communes, et une grande disposition aux vomissements et à la diarrhée se remarquait généralement ; on avait souvent ce qu'on appelle *le corps dérangé*, et on voyait plus que jamais des affections de l'estomac et du bas-ventre, plus d'irritations d'estomac et d'entrailles, plus de gastrites et d'entérites. Beaucoup de médecins même , et moi tout le premier, avaient, bien long-temps déjà avant que la présence du choléra eût été signalée à Paris, observé de véritables exemples de cette maladie, exemples que plusieurs d'entre eux cachaient par prudence, et que beaucoup d'autres avaient traités sans avoir nulle idée que ces maladies pussent être des cas de choléra-morbus. Toutefois, il régnait dans le monde médical une certaine inquiétude, une certaine anxiété : on s'interrogeait réciproquement sur ce qu'on avait vu , et on cherchait ainsi à s'éclairer mutuellement et à asseoir son opinion sur la nature des phénomènes morbides insolites qu'on avait remarqués. Cependant, l'idée du choléra-morbus n'étant pas encore établie, on soignait des maladies qui y avaient plus ou moins de rapport, comme des gastro-entérites ordinaires; et on guérissait les malades sans savoir trop à quoi s'en tenir sur l'espèce de maladie dont ils avaient été affectés. On était encore dans cet état d'in-

(3)

certitude, lorsque, le 25 mars 1832, les journaux annoncèrent que le choléra-morbus venait d'éclater à Paris, et que le cuisinier du comte Lobeau venait d'y succomber en sa demeure, rue Mazarine. Quelques médecins, amis de l'humanité, feignirent encore d'élever quelques doutes sur la véracité de ce fait, pour tâcher de calmer l'esprit du public, dissiper les craintes et donner du courage; mais le lendemain, toute espèce de doute fut dissipé, et la vérité apparut dans toute son horreur : des cholériques se montrèrent sur différents points de Paris, à la fois, et les hôpitaux commencèrent à s'en encombrer. Dès le soir du 26 mars, il en était entré trente-six à l'Hôtel-Dieu. On se demandera peut-être comment il a pu se faire que le choléra, qui régnait depuis quelque temps à Londres, ait pu se montrer tout-à-coup à Paris sans avoir donné signe de sa présence dans aucune des villes intermédiaires. On recherchera peut-être aussi à quelle cause on doit attribuer qu'il se soit développé plutôt dans une saison qui paraissait devoir être si peu propre à sa propagation; enfin, on finira peut-être encore par découvrir de quelle manière il s'est manifesté chez nous, et à quelle circonstance on doit attribuer son apparition. Mais, outre que toutes ces questions, fort intéressantes d'ailleurs, sont loin d'être résolues, et sur-tout qu'elles sont de peu d'importance, comme l'expérience l'a prouvé, pour le traitement du choléra-morbus ; je dois les négliger dans cet opuscule, uniquement destiné, en effet, à faire connaître mon opinion sur la nature du choléra, en même temps que le traitement qui m'a le mieux réussi, et que je crois le plus convenable contre cette maladie.

Je dois dire cependant qu'on était dès long-temps préparé à l'apparition du choléra-morbus en France, et que les Sociétés de médecine sur-tout rivalisaient de zèle pour trouver les moyens de s'en garantir, et les meilleures méthodes curatives. L'une d'elles, la Société de prévoyance, à la tête de laquelle est notre excellent confrère, M. Nauche, faisait déjà, depuis long-temps, de cette maladie, l'objet de sa sollicitude et de ses recherches ; car, dès le 20 novembre dernier, elle m'avait chargé de rédiger, en son nom, une sorte de prospectus sanitaire, ou une note sur les meilleurs moyens prophylactiques et curatifs du choléra, adressée particulièrement à la classe industrielle de la Capitale, que, dans sa prévoyance éclairée, elle avait jugé devoir être, plus que toute autre, en proie aux ravages du choléra, si cette maladie arrivait jusqu'à Paris. Une pareille mission me fut d'autant plus agréable, que je m'étais formé déjà, depuis long-temps, une opinion toute particulière sur la nature et le traitement du choléra-morbus, et que j'étais bien aise de trouver une occasion de la faire connaître à quelque corps savant, persuadé que j'étais que mes recherches, à cet égard, pourraient être de quelque utilité. Huit jours après, je lus donc à cette Société, sous la présidence de M. le comte de Mossion, le Mémoire suivant que je reproduis ici dans tout son entier, tant parce qu'il est un témoin irrécusable de l'idée que je m'étais faite à l'avance du choléra, et du traitement que je lui croyais le plus applicable, que parce que l'expérience, qui est venue ensuite, m'a prouvé que j'avais deviné juste, et que le traitement que j'avais annoncé que je suivrais, si le choléra se manifestait en France, a été effectivement celui que j'ai suivi, et qui a eu le plus de succès. Je tiens sur-tout à reproduire ce Mémoire, pour prouver que l'opinion que je m'étais formée sur la nature du choléra, et sur-tout sur son traitement, m'appartenait bien réellement, et qu'étant bien antérieure à celle, plus ou moins semblable, que M. le docteur Broussais a publiée tout récemment dans les journaux, sur cette maladie, elle en était tout-à-fait indépendante. Au reste, M. Broussais est un homme avec lequel on est quelquefois heureux de se rencontrer.

Voici en quels termes était conçu mon Mémoire :

Instruction prophylactique et curative sur le choléra-morbus, adressée à la classe ouvrière et industrielle, par la Société générale de prévoyance.

« Il appartenait à la Société générale de pré-
» voyance, dont le titre seul indique assez le but et
» les résultats, plutôt qu'à tout autre corps savant,
» d'indiquer à la classe ouvrière et industrielle,
» des habitants de la capitale, classe si nom-
» breuse et si intéressante sous tous les rapports,
» les moyens les plus propres à la préserver du
» choléra-morbus dont les ravages récents, dans
» un pays voisin du nôtre, font de plus en plus re-
» douter les atteintes à nos compatriotes, et ceux
» d'arrêter promptement les progrès de cette terri-
» ble maladie et de diminuer le nombre de ses vic-
» times. Chargé, je ne sais à quel titre, par cette So-
» ciété éminemment philanthropique, de rédiger
» cette sorte de prospectus sanitaire, je vais faire
» mon possible pour répondre dignement à ses vues
» bienveillantes et tâcher, en cette circonstance,
» de me rendre le fidèle interprète de cette sollici-
» tude pleine de tendresse et d'intérêt, qu'elle n'a
» cessé de prodiguer à la classe industrielle et ou-
» vrière à laquelle ses bienfaits ont été de tout
» temps plus spécialement consacrés ; et, en cela
» si j'ai le bonheur de faire quelque bien, ce sera
» bien plutôt à cette Société qu'à moi qu'on le

» devra, puisque je n'aurai été que l'organe de son
» expérience et le réflecteur de ses lumières.

» Ailleurs qu'ici il serait sans doute convenable
» de donner une description complète du cho-
» léra-morbus, d'indiquer sa nature et ses symp-
» tômes, sa marche et ses terminaisons ; mais
» le tableau en a déjà été assez fidèlement tracé,
» et sur-tout assez souvent et par des voies de
» publication assez nombreuses, pour qu'il soit
» inutile de le reproduire : c'est une affection
» maintenant trop bien connue pour qu'il soit
» nécessaire de la décrire de nouveau : on sait
» aussi quels résultats funestes cette maladie
» a dans le plus grand nombre des cas. Mais
» ce qu'il importe davantage de faire connaî-
» tre, ce sont les causes du choléra-morbus, la
» manière dont il se propage, les moyens que l'hy-
» giène enseigne pour s'en préserver et les meil-
» leures méthodes curatives. Qu'il me soit pour-
» tant permis d'ajouter un mot sur la nature
» présumée de cette maladie et son véritable ca-
» ractère, ou plutôt d'émettre mon opinion à
» cet égard.

» Tour à tour considéré par les uns comme
» une affection nerveuse, par d'autres comme une
» maladie particulière, *sui generis*, des organes
» gastro-intestinaux, par ceux-ci comme un em-
» barras gastro-intestinal outré, par ceux-là
» comme une turgescence biliaire vers le sys-

» tème hépatique, par quelques-uns comme une
» sorte de convolvulus, par le plus grand nom-
» bre comme une vraie maladie pestilentielle, con-
» posée alternativement ou simultanément des
» symptômes de la peste, du typhus et de la fièvre
» jaune; et enfin par quelques médecins, du nom-
» bre desquels, par parenthèse je suis, comme une
» *gastro-entérite ou inflammation d'entrailles des*
» *plus intenses, d'une espèce toute particulière à la*
» *vérité;* considéré, dis-je, tour à tour sous ces
» divers aspects, le choléra-morbus règne d'une
» manière pour ainsi dire endémique dans l'Inde
» et les pays chauds, s'observe souvent comme
» sporadique dans nos contrées lors de l'été et des
» fortes chaleurs, et a été plusieurs fois importé en
» Europe, où il n'a pas tardé alors à revêtir le
» caractère épidémique, ainsi que vient de le
» prouver encore la nouvelle apparition de cette
» terrible maladie dans une partie de notre hémi-
» sphère.

» Je ne pense pas que le choléra-morbus soit con-
» tagieux (1), c'est-à-dire qu'il puisse se commu-

---

(1) Ceci est maintenant hors de doute ; car si le choléra-morbus eût
été contagieux, tous les médecins de Paris, et notamment ceux qui,
comme moi, faisaient le service des bureaux de secours et habitaient
les quartiers où la maladie a fait le plus de ravages, en auraient été
atteints ; tandis que, grâce au Ciel, peu de nous ont été affectés, et
nous n'avons à déplorer la perte que d'un très petit nombre de con-
frères.

» niquer d'un individu à un autre, soit par le con-
» tact, soit par la respiration ou l'absorption des
» émanations que dégagent des personnes qui en
» sont affectées; mais je suis convaincu, ainsi que
» je viens de le dire, que dans certaines condi-
» tions de l'atmosphère ou dans certaines condi-
» tions sociales ou de localités, il peut se dévelop-
» per et régner d'une manière épidémique dans
» une contrée qui, par sa position géographique,
» sa nature, les mœurs et les habitudes de ses
» habitants, ou par d'autres circonstances particu-
» lières et accidentelles, est ou devient propre à
» être le foyer de cette maladie et de sa propaga-
» tion épidémique. D'une autre part, quoique j'aie
» dit que je pensais que cette maladie n'était
» qu'une inflammation de l'estomac et des intes-
» tins des plus intenses, je dois ajouter, néanmoins,
» que cette inflammation, influencée, sans doute,
» alors par quelque action délétère particulière,
» tout-à-fait étrangère aux gastro-entérites ordi-
» naires, sur-tout lorsqu'elle est épidémique,
» revêt un caractère particulier et se signale par
» quelques symptômes insolites dans ces sortes
» d'inflammations. Nul doute que le système ner-
» veux, affecté d'une manière toute spéciale, ne
» joue ici un grand rôle et qu'il ne contribue beau-
» coup à donner au choléra-morbus une figure et
» des traits tout-à-fait distincts de ceux des autres
» inflammations; mais on doit alors attribuer cette

» nouvelle nuance du mode phlegmasique , lors-
» que le choléra est endémique ou épidémique , à
» des influences tout-à-fait étrangères et acciden-
» telles tenant à l'atmosphère ; car , lorsque le
» choléra n'est que sporadique et n'attaque qu'un
» seul individu, on ne peut, je le répète, le con-
» sidérer autrement que comme une très violente
» gastro-entérite ou inflammation de l'estomac et
» des intestins, à laquelle ne tarde pas, à la vérité,
» à participer le foie et les systèmes biliaires et ner-
» veux; du moins, telle est mon opinion, qui m'a été,
» du reste, pleinement confirmée par les exemples
» de cette maladie que j'ai observés en France.

» Si, d'une part, il est reconnu, comme il n'en
» existe plus de doute, que le choléra-morbus,
» sans être contagieux , puisse être importé d'une
» contrée dans une autre , par quelque vice parti-
» culier de l'atmosphère et régner d'une manière
» épidémique; si, d'une autre part , il a été con-
» staté que cette maladie se développe plutôt dans
» certaines circonstances que dans d'autres et fait
» un choix parmi les individus soumis aux mêmes
» causes ; si, enfin , on est convaincu que c'est à
» certaines conditions de l'air ou du régime ali-
» mentaire qu'il doit plus particulièrement sa
» naissance, et qu'il soit possible , jusqu'à un cer-
» tain point, de s'y soustraire par des précautions
» d'hygiène publique ou privée , on sera facile-
» ment persuadé que l'observation rigoureuse de

» ces lois hygiéniques sera le meilleur moyen de
» se préserver de ce fléau, et que l'observation
» de ces mêmes lois ne sera pas moins utile, soit
» pour enrayer la marche de la maladie et empê-
» cher sa propagation, soit pour en diminuer la
» gravité et rendre sa guérison plus facile. On
» peut s'en rapporter à la sollicitude du gouverne-
» ment pour prendre toutes les précautions sani-
» taires nécessaires pour s'opposer, autant qu'il
» sera possible, à l'introduction du choléra-morbus
» en France. Il est dirigé en cela par des hommes
» éclairés et habiles, et l'on peut être très sûr que
» rien ne sera négligé pour obtenir, de ces précau-
» tions, le résultat heureux qu'on en espère. La
» surveillance la plus active sera sans doute exercée
» sur les personnes venant des lieux infectés ou
» suspects. Des quarantaines rigoureuses leur
» seront infligées ; les marchandises qui provien-
» nent ou sont apportées de ces pays, ne seront re-
» çues dans nos ports qu'après avoir été soumises
» à toutes les épreuves de désinfection possibles.
» Des lazarets seront établis sur toutes nos côtes
» pour séquestrer et soumettre à une observation
» rigoureuse et à un traitement prophylactique
» convenable, les individus soupçonnés malades
» ou porteurs du germe du choléra-morbus (1).

(1) Nous pensons qu'aucune des précautions hygiéniques que nous indiquions ici n'a été négligée par le gouvernement ; nous en trouvons

» Car, malgré que nous ne croyons pas que le
» choléra soit contagieux, on ne peut pourtant
» pas se dissimuler qu'un certain nombre de per-
» sonnes venant des pays infectés ou une grande
» quantité de marchandises qui en proviendraient,
» ne pussent vicier l'air et le corrompre, au point
» de déterminer le développement de la maladie
» dans les lieux où ils seraient récemment reçus ;
» aussi ne pouvons-nous qu'applaudir aux mesures
» que le gouvernement prendra dans une pareille
» occurrence, et même l'engager à les rendre en-
» core plus sévères et les multiplier encore davan-
» tage, si faire se peut. Outre ces précautions
» hygiéniques à l'égard des personnes ou des mar-
» chandises provenant des pays infectés ou sus-
» pects, il faudrait que l'on insistât sur tous les
» moyens de salubrité possibles, qu'on entretînt
» partout la plus grande propreté, qu'on éloignât
» des grandes villes ou des réunions nombreuses
» d'individus, tous les états capables, par leurs tra-
» vaux ou leurs produits, de devenir des foyers
» d'infection, qu'on desséchât les marais, qu'on
» facilitât le cours des rivières et l'écoulement des
» eaux dormantes, qu'on évitât d'encombrer les
» malades dans les hôpitaux, les détenus dans les

---

la garantie dans ces mesures pleines de sagesse et de prévoyance qu'il
a prises pour porter de suite des secours aux cholériques et diminuer
les ravages de l'épidémie.

» prisons, qu'on fît journellement, dans ces éta-
» blissements, des fumigations anti-putrides, et
» qu'on y établît sur-tout des courants d'air am-
» ples et faciles; que la police surveillât avec le
» plus grand soin les halles et marchés, et qu'elle
» empêchât qu'il ne s'y vendît des substances ali-
» mentaires de mauvaise qualité, et sur-tout des
» viandes déjà en partie putréfiées ou provenant
» d'animaux malades; enfin qu'en cas de déve-
» loppement du choléra-morbus, il y eut des mai-
» sons spécialement consacrées au traitement des
» personnes qui en seraient atteintes, et qu'aus-
» sitôt celles-ci fussent isolées de la société et en
» même temps placées dans des lieux vastes et
» bien aérés, en pleine campagne, pour ainsi
» dire (1). De cette manière il serait difficile au
» choléra de pénétrer en France; et si nonob-
» stant il y arrivait, les précautions sanitaires
» seraient tellement bien prises, qu'il n'y ferait
» pas de grands ravages et qu'on en arrêterait
» bientôt les progrès.

« Toutefois, le gouvernement ne peut pas tout

---

(1) Nous regrettons beaucoup que ce conseil n'ait pu être suivi et que le gouvernement n'ait pas eu le temps de préparer à l'avance des hôpitaux spéciaux pour le traitement des cholériques. Nous pensons en effet que l'encombrement des cholériques dans les hôpitaux ordinaires, déjà pleins en grande partie d'autres malades, n'a pas peu contribué à augmenter la mortalité dans ces maisons.

» faire : et malgré que les précautions hygiéni-
» ques générales qu'il prendra, puissent avoir la
» plus heureuse influence pour empêcher l'intro-
» duction et la propagation du choléra-morbus
» parmi nous, il est indispensable que chacun y
» ajoute, pour son compte particulier, tout ce que
» l'hygiène la plus sage et la mieux entendue
» pourra lui suggérer, pour se préserver de cette
» horrible maladie ; et en soignant ainsi chacun
» sa santé, le salut deviendra général. Voici, à
» cet égard, les conseils que nous croyons devoir
» donner. Persuadé, comme nous le sommes,
» que c'est sur-tout par l'assainissement de l'air et
» un régime bien ordonné que l'on pourra se ga-
» rantir du choléra-morbus, nous ne saurions
» assez recommander la plus grande propreté
» dans ses vêtements, son coucher, les lieux qu'on
» habite et sa nourriture. On aura grand soin
» d'aérer continuellement sa chambre, d'y faire
» le plus souvent possible du feu, comme un des
» moyens de désinfection les plus puissants, ma-
» tin et soir ; d'y faire une fumigation de vinaigre
» pur ou camphré, jeté sur des charbons ardents
» ou une pelle rougie au feu, ou mieux encore,
» si c'est possible, au moyen des désinfecteurs in-
» génieux et peu coûteux, que vient d'inventer
» M. Frigerio, appareils au moyen desquels on
» peut aussi dégager à bon marché du chlore
» simple, camphré ou acétique, fumigations en-

» core bien plus désinfectantes que les premières.
» On pourra aussi, avec beaucoup d'avantage,
» faire en se levant et se couchant des frictions
» sèches sur toute l'habitude du corps, pour fa-
» voriser la transpiration, entretenir une douce
» chaleur et l'énergie vitale. Autant que pos-
» sible, on évitera de se fatiguer par des travaux
» ou exercices forcés, des veilles prolongées, des
» jeûnes intempestifs; ou, ce qui serait encore
» bien plus préjudiciable, par des excès de table
» ou de femmes. L'abus des liqueurs alcooliques
» ou fermentées; l'ivresse, en un mot, serait fu-
» neste. Il faudra suivre un régime le plus doux
» possible, éviter les aliments épicés, les salai-
» sons, les ragoûts, les charcuteries, les poissons
» fumés ou marinés, [les viandes altérées par un
» commencement de putréfaction ou mal cuites ;
» en un mot, tout aliment de mauvaise nature
» ou mal préparé et de digestion difficile. Je re-
» commande aussi de faire un usage fréquent des
» bains, et si j'osais préconiser un moyen prophy-
» lactique, que je crois, au reste, très puissant,
» je conseillerais de fumer de temps en temps une
» pipe de tabac, ou mieux de quelque substance
» aromatique. Telles sont les précautions hygié-
» niques, les plus convenables, selon nous, pour
» se préserver du choléra-morbus; et si, à leur
» observation exacte, on pouvait joindre une
» force morale suffisante, sinon pour braver le

» danger, au moins pour ne pas le craindre, je ne
» pense pas qu'il fût possible qu'on fût atteint de
» cette maladie.

» Si, néanmoins, on venait à en éprouver les pre-
» mierss ymptômes, ce qu'on reconnaîtrait à un
» sentiment de lassitude inaccoutumé, à la sensa-
» tion d'une chaleur brûlante au creux de l'estomac
» et dans les entrailles, en même temps qu'il se
» manifesterait des vomissements et des selles ré-
» pétées avec vives coliques, crampes d'estomac
» et épreintes, chute et altération des traits, soif
» inextinguible et refroidissement du corps, par-
» ticulièrement des mains et des pieds, il faudrait
» de suite se coucher dans un lit bien chaud, se
» faire faire des frictions avec de l'eau-de-vie cam-
» phrée, sur toute l'habitude du corps, et notam-
» ment sur l'estomac et le ventre, recouvrir ces
» parties de cataplasmes bien chauds, boire quel-
» ques tasses d'eau froide, prendre un lavement
» d'une forte décoction de tête de pavot, et le
» plus promptement possible, faire appeler un
» médecin pour pouvoir être traité plus conve-
» nablement encore. On pourrait aussi, s'il tar-
» dait à venir, appliquer un grand nombre de
» sangsues sur le ventre, et sur-tout à l'épigastre,
» se plonger dans un grand bain chaud, au sortir
» duquel on se ferait mettre dans un lit bien bas-
» siné, où à peine y serait-on couché, on se ferait
» frictionner, soit, comme je l'ai dit, avec de l'eau-

» de-vie camphrée, ou quelque autre alcool aro-
» matique ; on recouvrirait les pieds de sina-
» pismes, et sur-tout on observerait la diète la
» plus sévère ; et si, malgré l'emploi de ces pre-
» miers moyens, les évacuations alvines conti-
» nuaient toujours, on pourrait, avec avantage,
» boire quelques tasses d'une décoction de têtes
» de pavots, ou mieux encore d'eau de gomme
» froide, dans chaque verre de laquelle on met-
» trait deux gouttes de laudanum liquide de Sy-
» denham : je sais que l'on a encore recommandé
» et préconisé un grand nombre d'autres moyens,
» tels que l'huile de cajeput, l'opium à haute
» dose, les boissons chaudes et fortement aroma-
» tiques ; mais, outre que ces médicaments ne
» pourraient guère être administrés que sous les
» yeux et d'après les ordonnances d'un médecin,
» je crois qu'ils doivent bien moins réussir *que*
» *le traitement antiphlogistique que nous venons*
» *de conseiller*, et que, dans tous les cas, il ne
» serait pas prudent d'y recourir de son chef. Je
» n'ai pas besoin d'ajouter qu'on aurait le soin
» d'isoler de suite le malade (1), de renouveler
» à chaque instant l'air de sa chambre, de puri-

---

(1) Je le répète, en ville comme dans les hôpitaux, on n'a pas assez
insisté sur cette précaution, dont l'observation plus exacte aurait, sans
nul doute, rendu l'épidémie moins meurtrière.

» fier cet air par des fumigations aromatiques ou
» de toute nature désinfectante, et sur-tout de
» soutenir son courage et de ranimer son espoir.
» Tels sont les conseils que la société de pré-
» voyance générale croit devoir donner par mon
» organe, particulièrement aux ouvriers et in-
» dustriels, à la santé desquels elle a plus spé-
» cialement consacré ses soins, tant pour les pré-
» server du choléra-morbus et empêcher sa
» propagation, que pour en diminuer la gravité et
» rendre sa guérison plus facile et plus certaine.
» Trop heureuse si elle peut, par ses conseils,
» contribuer à garantir notre belle patrie de cet
» horrible fléau ! »

On voit, d'après ce mémoire, que j'avais assez
bien indiqué à l'avance les précautions hygiéniques qu'il y avait à prendre pour s'opposer à l'introduction du choléra-morbus en France, ou du
moins pour y borner ses progrès ; mais ce que je
prie sur-tout de remarquer dans cette note, c'est
l'opinion que j'y avais émise sur la nature phlegmasique ou inflammatoire de cette maladie, et
l'espèce de traitement antiphlogistique que je
signalais, sinon comme devant être adopté, du
moins comme celui auquel j'étais disposé à donner
la préférence. Plût à Dieu, en effet, que je fusse
resté fidèle à mon premier plan et à mes premières
idées ! je n'aurais peut-être pas eu à déplorer la
perte de quelques malades !..

Je reviens à l'histoire de l'épidémie de Paris.

Ainsi que je l'ai dit, long-temps avant qu'on eût observé de véritables cholériques à Paris, on éprouvait des symptômes avant-coureurs tout-à-fait insolites, qui annonçaient ou du moins faisaient craindre que notre pays ne fût pas à l'abri de ce fléau. Mais le 26 mars le peu d'espoir qu'on pouvait avoir conservé d'en être exempt, fut perdu, et le choléra se montra tout d'abord dans toute sa hideuse réalité. Son début fut terrible : des centaines d'individus en furent attaqués dès les premiers moments, et sa marche était tellement rapide et meurtrière, que, d'une part, différents quartiers furent atteints à la fois, et que, de l'autre, les personnes qui en étaient frappées mouraient presque toutes en quelques heures.

Ce fut d'abord dans les quartiers les plus mal sains, les plus pauvres et les plus peuplés, particulièrement dans la Cité et les faubourgs Saint-Marceau et Saint-Antoine, parmi la classe la plus malheureuse de la société, qu'il sévit avec le plus de violence ; mais plus tard, les quartiers les plus riches et les classes les plus élevées en éprouvèrent à leur tour les désastreux effets. Les personnes les plus âgées, les plus infirmes et celles qui, déjà depuis quelque temps étaient malades et particulièrement affectées de maladies d'entrailles, furent les premières atteintes ; puis vinrent celles qui se livraient à des écarts de régime ou à des excès, et sur-tout les ivrognes. Les personnes les plus robustes, les plus saines, celles qui suivaient le régime le plus exact et le mieux ordonné, celles par conséquent qui avaient le moins de disposition à avoir le choléra, n'en furent pourtant pas exemptes; mais ce fut toujours parmi les individus pauvres, mal nourris et mal logés qu'il fit le plus de ravages. Il y eut plus d'hommes malades que de femmes; la maladie paraissait aussi avoir chez celles-ci moins de violence; très peu d'enfants en furent atteints, et au collége royal de St.-Louis, par exemple, nous n'en n'eûmes pas un seul; avantage qu'à la vérité, nous dûmes sans doute aux précautions hygiéniques de toute espèce, que nous prîmes de concert avec l'excellent proviseur qui dirige cet établissement, ainsi qu'aux soins empressés et assidus que recevaient nos élèves à la moindre indisposition qu'ils éprouvaient.

Au commencement de l'épidémie, le choléra ne revêtait qu'une forme, qu'une physionomie; il affectait même une cruelle homogénéité dans ses caractères, sa marche, sa durée et sa terminaison. Peu d'heures lui suffisaient pour immoler ses victimes. Les personnes qui en étaient frappées, étaient saisies de suite de crampes déchirantes et d'un froid mortel qui, commençant par les membres, ne tardait pas à gagner le tronc et le cœur: en même temps leurs traits étaient décomposés; la

figure avait l'expression du désespoir et de la ter-
reur; le pouls se faisait à peine sentir; puis survenaient des vomissements répétés de matières glaireuses et blanchâtres comme de l'eau de savon ; et
un dévoiement continuel, accompagné de vives
coliques et d'épreintes jointes à une soif inextinguible, contribuait encore à briser les forces du
malade et à précipiter sa perte : les urines étaient
complétement supprimées, ainsi que toute espèce
de transpiration. On parvenait rarement à réchauffer les malades; ils étaient pour ainsi dire cadavérisés dès les premiers instants. Cette forme de
choléra se remarquait principalement chez les
personnes faibles ou caduques, ou déjà malades
depuis long-temps, chez celles qui étaient ex-
ténuées par les jeûnes, les privations ou les excès.
Plus tard le choléra revêtit un caractère moins
grave; sa marche fut moins rapide, sa terminaison moins prompte et en même temps plus souvent
heureuse : tantôt les malades étaient pris quelques
jours à l'avance de crampes légères dans les mollets,
et d'un dévoiement, d'abord de matières bilieuses
plus ou moins jaunes, puis de matières glaireuses
et blanchâtres ressemblant à de l'amidon délayé
dans de l'eau, et enfin de matières séreuses très lim-
pides; l'excrétion de ces dernières selles était fré-
quemment accompagnée d'épreintes, de coliques
et d'une sensation de brûlure au fondement, les
vomissements survenaient ensuite, et presque aus-

sitôt alors les malades éprouvaient un vif frisson suivi du refroidissement des extrémités, de la suppression de la transpiration et des urines, et en un mot de tous les symptômes du vrai choléra. C'était chez les personnes saines, encore assez fortes et jeunes, que cette maladie prenait cette forme et suivait cette marche. On disait alors qu'avant d'avoir eu le choléra, elles avaient eu ce qu'on était convenu d'appeler *cholérine*. Très souvent dans ce cas, quand le traitement était appliqué à temps, bien choisi et bien ordonné, on ne tardait pas à obtenir la guérison; aussi est-ce parmi cette classe de malades qu'on a eu le plus de succès. C'était sur-tout alors que le traitement antiphlogistique fesait des merveilles; quelques lavements amidonés et opiacés, ou seulement émollients, une saignée faite à propos, ou l'application de quelques sangsues ou de deux ou trois ventouses scarifiées à la région de l'estomac et de l'eau de gomme froide pour boisson, en même temps qu'on irritait et réchauffait la peau par tous les moyens possibles, suffisaient presque toujours pour faire cesser en peu de temps tous les symptômes, rétablir la transpiration et le cours des urines.

D'autres fois aussi le choléra, également peu grave, débutait à la vérité encore par un frisson et le refroidissement des pieds, un peu de dévoiement et quelques vomissements: mais, par des moyens très simples et que les malades se pres-

crivaient le plus souvent eux-mêmes, en prenant
seulement la précaution de se coucher dans un lit
bien chaud, et de boire quelques tasses d'une
infusion légèrement sudorifique, une sueur cri-
tique et du plus favorable augure terminait de
suite l'affection. On disait alors que ces malades
avaient eu la cholérine, tandis qu'eux, pour la
plupart du moins, croyaient n'avoir eu qu'une
indigestion.

Enfin l'épidémie s'améliora de plus en plus, et
dès le 10 avril je pus écrire dans *le National* :
« La maladie, quoique s'étendant davantage, est
» aujourd'hui tellement modifiée, tellement deve-
» nue bénigne, que la guérison s'obtient on ne
» peut plus facilement. Dans le dixième arrondis-
» sement sur-tout, le choléra ne revêt plus les
» caractères sinistres qu'il avait dans les premiers
» jours ; beaucoup moins de vomissements d'une
» part, peu de crampes et presque plus de ces
» symptômes algides, de ce froid mortel qui,
» commençant par les extrémités, ne tardait
» guère à gagner le cœur ; ni de ces symptômes
» nerveux effrayants, qui jetaient dans l'ame la
» consternation et le découragement. Aussi le
» nombre des morts diminue-t-il considérable-
» ment ; et sur près de deux cents malades qui
» ont été visités par moi et cinq autres médecins
» depuis avant-hier au poste médical de la rue
» Saint-Benoît, en perdra-t-on à peine six. La ma-

» ladie ne consiste guère plus que dans quelques
» coliques accompagnées de diarrhée, de quel-
» ques crampes dans les jambes et d'un léger re-
» froidissement des pieds. Une transpiration tou-
» jours assez facile à provoquer, ne tarde pas à se
» manifester et à juger la maladie. De l'eau de
» gomme à l'intérieur, quelques lavements amy-
» lacés et opiacés suffisent presque toujours pour
» obtenir la guérison en peu de temps. »

Le choléra avait en effet déjà beaucoup perdu
de sa première gravité, et, peu de jours après, avait
même presque entièrement dégénéré en cette affection légère, qu'on a appelée cholérine et dont
j'ai tracé plus haut les caractères. Maintenant,
10 mai, je puis dire bien plus, je déclare que la
maladie a presque entièrement cessé à Paris, et
quoiqu'elle sévisse encore dans quelques départements, où pourtant déjà elle ne fait guère plus que
quelques victimes, je pense que notre belle patrie ne tardera pas à être délivrée pour toujours
de cet horrible fléau. Je ne terminerai pas cette
histoire de l'épidémie de Paris, sans adresser à
l'autorité les éloges qui lui sont dûs pour le zèle,
l'activité, la philanthropie et le dévouement qu'elle
a déployés dans cette calamité publique. Aussitôt,
en effet, que le choléra se fut déclaré, elle s'em-
pressa d'appeler tous les médecins à son aide, et
de s'entourer de toutes sortes de lumières ; elle
multiplia les secours de toute espèce : des salles

furent, dans tous les hôpitaux, exclusivement consacrées au traitement des cholériques et des ambu-
lances nombreuses établies, ainsi que des bureaux
de secours, dans tous les quartiers, bureaux dans
lesquels des médecins faisaient un service continuel
et régulier, toujours prêts à se porter partout où
on réclamait leur assistance ; les médicaments furent prodigués ; les indigents abondamment four-
nis d'aliments et de vêtements ; en un mot, tout
ce que la philanthropie et l'humanité les mieux
éclairées étaient capables de faire dans des circonstances aussi désastreuses fut au grand complet.
Aussi je ne doute pas que c'est en grande partie à
ces mesures sanitaires, si bien entendues et si
bien dirigées, que l'on est redevable, quoique
l'épidémie ait fait beaucoup de victimes, qu'elle
n'en ait pas fait davantage, qu'elle ait duré si peu
de temps à Paris, et qu'elle soit déjà, pour ainsi
dire, loin de nous.

Tout danger ayant cessé, le moment est donc
venu, ce me semble, pour le médecin, de rendre
ses comptes et de mettre au grand jour le résultat
de sa pratique, en un mot, de parler de son expérience et de faire connaître la méthode curative
qui lui a le mieux réussi. C'est peut-être parce que
j'ai été très heureux que je me plais à ouvrir la
lice et à provoquer une sorte d'enquête ; mais je
pense que c'est plutôt le désir de me rendre utile
qui me porte à faire le premier ma confession ;

du moins, j'aime à le croire; ce sera en même temps pour moi l'occasion de donner en détail le traitement du choléra-morbus de toutes ses nuances, et à tous ses degrés. Voici donc ce que j'ai fait et les résultats que j'ai obtenus. Depuis le 26 mars jusqu'au 1ᵉʳ mai, j'ai vu et soigné, tant dans ma clientelle qu'au bureau de secours de la rue Saint-Benoît, plus de cinq cents malades, tant affectés de choléra que seulement atteints de cholérine; et sur ce grand nombre, je n'en ai perdu que huit, savoir : 1° le jeune Lamartillière, rue de Bussy, n° 15; 2° la fille Bougnole, rue des Mauvais-Garçons, n° 3; 3° M. Garnier, rue de Bussy, n° 19; un domestique chez madame Meslier, marchande lingère, rue de Bussy, n° 4; 4° M. Languedoc, rue du Vieux-Colombier, n° 6; madame La Prevotte, rue du Dragon, n° 5; 5° madame Le Prix, rue du Petit-Lion-Saint-Sulpice, n° 18; M. Brevignon, rue des Mauvais-Garçons, n° 8; 6° madame Hugues, marchande de fromages, rue Dauphine; 7° M. Quaco, rue du Cœur-Volant, n° 12; 8° enfin M. Henry, rue Childebert, n° 11.

Les personnes qui savent combien est grand le nombre des malades que j'ai soignés (ayant particulièrement exercé la médecine dans le dixième arrondissement où l'épidémie a sévi avec le plus de violence), croiraient à peine à un pareil résultat, s'ils ne voyaient un nécrologe aussi circonstancié, et si d'ailleurs ils ne connaissaient ma véracité et ma franchise. Voici à quoi j'ai dû un pareil bonheur. D'après les cas isolés de choléra que j'avais déjà observés en France dans le cours de ma carrière médicale, d'après sur-tout les relations que j'avais lues des épidémies de Russie, de Pologne et d'Allemagne, j'avais pensé, ainsi que je l'ai dit cinq mois avant l'apparition épidémique de cette maladie dans notre pays, dans une note hygiénique sur cette affection, que la société de prévoyance m'avait chargé de rédiger en son nom, que le choléra-morbus n'était qu'une inflammation plus ou moins violente de l'estomac et des entrailles, d'une espèce toute particulière à la vérité, mais dont le fond était pourtant toujours essentiellement phlegmasique, quelle que fût la forme sous laquelle cette maladie se présentât et quels que fussent sa marche et ses caractères extérieurs ; et avais déclaré, en conséquence, que le traitement antiphlogistique lui était spécialement applicable, et même que c'était à lui seul que je donnerais la préférence, si j'avais occasion de soigner des cholériques. C'est, en effet, le traitement que j'ai suivi et celui qui m'a le mieux réussi ; car les premiers malades que j'ai traités et chez lesquels la peur de me tromper m'a fait employer des excitants intérieurs, tels que les infusions de mélisse et de camomille, l'esprit de Mindérérus, l'éther camphré, etc., traitement qu'on avait généralement conseillé de suivre, ont succombé, tandis que tous ceux que j'ai traités ensuite par la saignée, les sangsues et les ventouses scarifiées à l'épigastre, la glace à l'intérieur, les boissons adoucissantes et froides, les bains tièdes, les irritants dérivatifs à l'intérieur et à la surface du corps, ont été guéris et rendus assez promptement à la santé. Outre que je guérissais ainsi les malades du choléra, je leur épargnais ces gastro-entérites violentes, ces congestions cérébrales et ces inflammations du cerveau qui ont entraîné la perte de tant des personnes qui avaient été traitées par les excitants et les toniques, et qui avaient échappé, comme par miracle, au choléra-morbus auquel, dans ce cas, ces maladies ne manquaient jamais de succéder. J'avoue pourtant que chez quelques cholériques, âgés et infirmes ou déjà malades depuis long-temps, chez lesquels le choléra revêtait un tel caractère que, dès son début, ces malheureux, déjà si faibles, étaient, tout d'abord, cadavérisés et glacés, il m'a été impossible d'employer le traitement anti-phlogistique, sur-tout dans les premiers jours de l'épidémie, et que j'ai été forcé de leur adminis-trer des excitants et des aromatiques, quoique en-core dans ces cas, si je parvenais par ces derniers moyens à rétablir la chaleur et à relever le pouls, je me hâtasse aussitôt de revenir aux antiphlo-gistiques et aux boissons glacées; mais je dois dire aussi que, chez eux, il eût été presque impossible de tenter toute autre médication : aussi est-ce parmi cette espèce de malades que j'ai eu le plus de morts.

A part ces cas funestes, et heureusement assez rares, toutes les fois que j'avais le bonheur d'être appelé assez à temps et que je pouvais appliquer le traitement antiphlogistique, le succès le plus complet couronnait mes efforts. Voici, du reste, quel était mon traitement. Ou le choléra apparaissait avec tous ses symptômes et revêtait, dès les premiers instants, tous les caractères qui lui sont propres, ou il ne consistait que dans cette affection légère qu'on a appelée cholérine, c'est-à-dire en une diarrhée plus ou moins abondante accompagnée de coliques, de borborygmes et de quelques crampes. Dans le premier cas, c'est-à-dire lorsqu'il y avait vomissements répétés et selles fréquentes, douleur vive à l'estomac, crampes dans les muscles de l'abdomen et dans ceux des extrémités, chute des traits, refroidissement des pieds et des mains, et cependant qu'en même temps le pouls conservait encore un certain développement, je fesais une saignée du bras, proportionnée aux forces du malade, ou j'appliquais quinze ou vingt sangsues au creux de l'estomac; je donnais pour boisson, soit de l'eau de gomme ou de chiendent frappée de glace, dans chaque verre de laquelle je faisais mettre une goutte ou deux de laudanum liquide de Sydenham, ou ce qui m'arrivait bien plus souvent encore, je me bornais à faire croquer de la glace, soit seule, soit pilée avec du sucre et quelques gouttes de jus d'orange, dernier moyen qui contribuait puissamment à calmer la soif du malade et à arrêter promptement les vomissements (1). En même temps, je faisais administrer un quart de lavement de décoction de tilleul ou de têtes de pavot avec une cuillerée d'amidon et sept à huit gouttes d'opium de Rousseau ; je recouvrais l'estomac et le ventre de cataplasmes émollients, bien chauds, arrosés de laudanum liquide de Sydenham et faisais appliquer aux pieds des sinapismes faits avec de la farine de moutarde et de l'ail pilé détrempé avec du vinaigre, saupoudrés de poudre d'euphorbe, et que j'arrosais quelquefois même encore, pour les rendre plus irritants, dans les cas graves, d'acide muriatique ; en même temps aussi on frictionnait tous les quarts d'heure la paume des mains avec le liniment suivant mis sur de la flanelle :

---

(1) Ainsi que j'en ai eu particulièrement la preuve chez madame Le Prix, rue de Sèvres, n° 70 ; madame Benoît, rue Dauphine, n° 23 ; madame Benoît, rue Servandoni, n° 6 ; mademoiselle Muller, rue de Bussy, n° 15 ; madame Modion, rue de Bussy, n° 19 ; M. Barlier, rue du Four, n° 4 ; le jeune Eusèbe Florent, rue du Cœur-Volant, n° 18 ; M. Natil, rue des Mauvais-Garçons, n° 4 ; Mme Perreau, rue de Bourbon, n° 31 ; M. Gaffet, quai Voltaire, n° 15 ; et sur-tout chez M. Lacoste, cour du Dragon, n° 7, dernier malade, qu'un médecin qui était de garde avec moi au bureau de Secours de la rue Saint-Benoît avait vu avant moi, chez lequel il avait déjà employé sans succès des boissons et potions les plus excitantes et les plus aromatiques, et qu'il regardait comme entièrement désespéré.

℞ Alcool rectifié.. . . . . . . ⎫
Vinaigre.. . . . . ⎬ āā ℥ iv.

Poivre pilé. . . . . ⎫
Farine de moutarde.. . . ⎬ āā ℥ ß.
Ail pilé. . . . .
Poudre de cantharides. . ⎭

Souvent encore lorsque les spasmes étaient trop violents, les crampes trop vives et les vomissements trop fréquents, après la saignée ou l'application de sangsues au creux de l'estomac; pardessus les piqûres desquelles je faisais souvent encore mettre avec le plus grand avantage quelques ventouses, je plongeais mon malade dans un bain un peu chaud; je le faisais frictionner ensuite avec un mélange de baume de Fioraventi et d'alcool vulnéraire, ou le liniment volatil camphré, et le faisais coucher dans un lit bien chaud, dont les pieds étaient chargés de couvertures ou mieux d'un édredon. On lui mettait en outre des sachets de sable ou de cendres chaudes le long des bras et des jambes; des bouteilles d'eau chaude ou des fers chauds aux pieds et sous les aisselles, afin de provoquer un mouvement excentrique et la transpiration; mais j'avais l'attention en même temps de lui faire laisser la tête nue, pour que cette excitation que je provoquais à l'extérieur du corps, ne déterminât pas un mouvement fluxionnaire dangereux vers le cerveau; et lorsque, malgré mes précautions à cet égard, une

congestion cérébrale paraissait vouloir s'établir, je
faisais appliquer des sangsues derrière les oreilles
et je faisais mettre des cataplasmes de moutarde
aux pieds. Si, malgré ce traitement, les vomissements et les coliques persistaient, et qu'en même
temps le pouls faiblissant ou même ayant disparu
tout-à-fait, il ne m'était plus permis d'employer
la saignée ou les sangsues en grand nombre, je
me contentais d'appliquer plusieurs ventouses
scarifiées sur la région épigastrique et le ventre,
moyen qui m'a sur-tout réussi chez M. Drouart,
contrôleur de la garantie de la monnaie, et mademoiselle Muller, rue de Bussy, n° 15, et en
même temps je redoublais d'efforts pour rétablir
la chaleur et l'action vitale à l'extérieur par
tous les excitants et sudorifiques possibles appli-
qués à la peau; et très souvent encore je parvenais
ainsi à faire cesser les symptômes du choléra-
morbus ou du moins à améliorer beaucoup l'état
de mes malades.

Enfin, quand le cholérique me paraissait être dans
un état désespéré, que la face était cadavéreuse,
les extrémités glacées, la langue froide et les bat-
tements du cœur à peine sensibles, je parvenais
encore quelquefois à prolonger la vie et même à
la rappeler tout-à-fait, en faisant faire des frictions
le long de la moelle épinière avec la pommade
ammoniacale, en faisant boire quelques tasses d'infusion bien chaude d'espèces vulnéraires, de véro-

nique ou de petite sauge , dans chaque verre de laquelle on mettait une cuillerée à café d'eau de menthe ou d'alcool de mélisse, et en administrant en même temps, tous les quarts d'heure, une cuil- lerée à bouche de la potion suivante :

℞ Eau distillée d'Angélique. . ℥ iv.
Acétate d'ammoniaque. . . . . ℥ j.
Alcool nitrique. . . . . ℥ j.
Teinture de quinquiua. . . . . ⎫
Sirop d'écorces d'oranges. . . ⎭ ãã ℥ j.

Tous les autres moyens de réchauffer le malade étaient également mis en usage ; mais, ainsi que je l'ai déjà dit, si j'étais assez heureux pour y par- venir , je remplaçais aussitôt ce traitement par les boissons adoucissantes froides et quelques autres moyens antiphlogistiques, choisis et modifiés selon l'état du malade, pour éviter des gastro - entérites graves qu'un traitement échauffant , plus long- temps continué, n'aurait pas manqué de déterminer.

On a vu qu'à mon traitement antiphlogistique , que je modifiais d'ailleurs selon les circonstances , je joignais quelques doses d'opium , c'est que, quoique je sois convaincu que le choléra ne soit qu'une violente gastro-entérite, je crois aussi que, ainsi que je l'ai dit dans mon mémoire lu à la so- ciété de prévoyance , le système nerveux général et sur-tout celui du grand sympathique étant en même temps, dans cette inflammation , affecté d'une manière spéciale par une cause qui nous est inconnue et qui tient sans doute à l'essence même de la maladie, cette affection du système nerveux donne à la gastro-entérite une figure toute particulière, et détermine des symptômes spasmodiques assez étrangers aux phlegmasies d'entrailles ordinaires, et que l'opium seul m'a paru propre à combattre. Aussi ai-je très souvent, dans ces cas, associé avec le plus grand avantage ce médicament au traitement antiphlogistique. L'opium, uni aux mucilagineux et à de légers astringents, m'a encore servi à arrêter presque immédiatement ces diarrhées accompagnées de coliques et de borborygmes qui constituaient ce qu'on est convenu d'appeler *cholérine*, affection, par parenthèse, toute particulière et qui me paraît différer essentiellement du choléra, puisqu'ici l'irritation, déjà beaucoup plus légère, est bornée aux dernières anses d'intestins, tandis que le choléra affecte l'estomac et tout le tube intestinal. Je donnais donc l'opium dans la cholérine, et voici comment : Je prescrivais, matin et soir, un demi-lavement de décoction de racine de grande consoude ou de riz et d'une tête de pavot sans les graines, avec une once d'amidon en poudre et un jaune d'œuf, et faisais ajouter à chacun de ces lavements, que j'engageais le malade à garder le plus long-temps possible, huit à dix gouttes d'opium de Rousseau; je donnais pour tisane une dissolution d'une demi-once de gomme en poudre dans une pinte d'eau avec quelques gouttes d'eau de fleur d'oranger et du sucre, et faisais appliquer sur le ventre des cataplasmes bien chauds arrosés de laudanum, et presque toujours avec un succès aussi prompt que certain, quelques sangsues sur les fosses iliaques ou à l'anus. Le malade ne prenait que quelques bouillons coupés, tant que durait le dévoiement. Quelquefois encore je prescrivais, dès le début, quelques grains d'ipécacuanha, et les vomissements que je déterminais par ce moyen, arrêtaient presque toujours la diarrhée en même temps qu'ils provoquaient une légère diaphorèse, que j'aidais d'ailleurs de tous les moyens appropriés, sueur qui ne tardait pas également à juger favorablement la maladie. Je pouvais d'autant plus, dans ce cas, me permettre un vomitif léger, que, comme je l'ai déjà dit dans la cholérine, l'estomac était presque toujours exempt d'irritation, et que celle-ci n'avait son siége que dans les derniers intestins. En suivant le traitement que je viens de décrire et le modifiant au besoin, non-seulement toutes les cholérines que j'ai eu occasion de traiter ont guéri, mais aucune d'elles n'a dégénéré en choléra. Quant au traitement que je prescrivais dans cette dernière maladie, et que j'ai indiqué, ce me semble assez complétement, on conçoit facilement, ainsi qu'on l'a vu, qu'une foule de circonstances tirées de l'âge et du sexe du malade, de sa constitution, de son degré de fortune et sur-tout des symptômes divers que la maladie pouvait présenter, que mille circonstances, dis-je, devaient y apporter des modifications; mais toujours, autant qu'il m'était possible, le fond en était antiphlogistique; et jamais je n'ai eu recours aux boissons chaudes et aromatiques et aux potions toniques et excitantes que dans ces cas désespérés, où pour ainsi dire la vie était éteinte dès le début du choléra . et où tous les efforts du médecin ne devaient tendre alors qu'à la ranimer par les moyens les plus puissants et les plus énergiques, quelque peu rationels et méthodiques qu'ils fussent d'ailleurs. Mais, je le répète, ces cas ne se sont présentés que très rarement à mon observation, et encore ce n'a-t-il été qu'au début de la maladie et dans la classe la plus malheureuse de la société. Dans tous les autres où le cholera apparaissait dans des circonstances moins fâcheuses et où il ne revêtait pas sur-tout de prime abord ce caractère pour ainsi dire mortifère, le succès le plus complet a presque constamment couronné le traitement que j'ai employé, ainsi que le prouve suffisamment le relevé exact que j'ai donné des cholériques que j'ai traités.

Ici il me serait facile de rapporter un grand nombre d'observations détaillées de choléra et de cholérine qui, presque toutes, justifieraient le traitement antiphlogistique auquel j'ai donné la préférence et dont j'ai eu tant à me louer , en même temps qu'elles peindraient peut-être mieux que je ne l'ai fait, toutes les nuances et les degrés de ces maladies , et en donneraient un tableau plus complet ; mais j'ai dû me borner à indiquer les plus saillantes dans un mémoire qui , comme celui-ci , n'était destiné, ainsi que je l'ai dit , qu'à faire connaître l'opinion de l'auteur sur la nature du choléra-morbus , ainsi que le traitement qu'il avait employé avec le plus de succès. Le temps me pressait d'ailleurs de faire paraître promptement ce mémoire , tant pour lui faire donner de suite son numéro d'ordre parmi les nombreux ouvrages que la maladie dont il traite ne manquera sans doute pas d'enfanter , que parce que le choléra régnant encore dans quelques départements et ne nous ayant peut-être même pas encore, nous autres Parisiens, quitté sans retour, je regardais comme un devoir pour moi de mettre le plus tôt possible au grand jour le traitement que je crois le plus méthodique et le plus rationnel, en un mot le meilleur contre le choléra-morbus et qui pourra peut-être ainsi contribuer encore à arracher un grand nombre de victimes à la mort.

Je me réserve toutefois d'achever plus tard un travail que je n'ai fait qu'ébaucher, et de publier, quand j'aurai plus de temps, un traité plus étendu sur le choléra-morbus, ouvrage dans lequel je pourrai alors donner une description complète de cette maladie, et rapporter toutes les observations que j'en aurai recueillies ; car personne plus que moi ne saitre connaître et apprécier à quel point les faits sont préférables à toutes les théories, quelque belles et séduisantes qu'elles puissent être.

FIN.

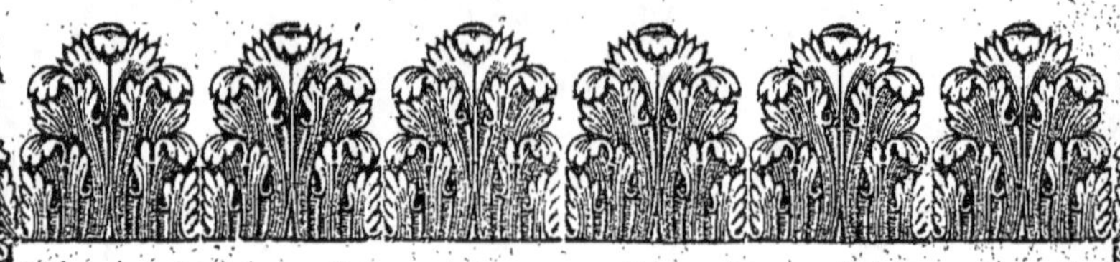

OUVRAGES DU MÊME AUTEUR.

TRAITÉ DE L'APOPLEXIE ou HÉMORRHAGIE CÉRÉBRALE : Considérations nouvelles sur les hydrocéphales. Description d'une hydropisie cérébrale particulière aux vieillards, récemment observée par l'auteur : vol. in-8, Paris 1819.

COURS PRATIQUE D'ACCOUCHEMENT, avec une nouvelle nomenclature des présentations et positions du fœtus ; quatre tableaux synoptiques, in-fol., 1821.

DU DIAGNOSTIC ET DU TRAITEMENT DE L'AMENORRHÉE ET DES FLEURS BLANCHES. Succès de la saignée du bras contre ces maladies ; moyen nouveau et certain de reconnaître la grossesse, à presque toutes ses époques, par l'inspection du sang retiré de la saignée du bras ; mémoire inséré dans la *Revue médicale*, n° de juillet 1827.

MÉMOIRE SUR LES INFLAMMATIONS DE POITRINE, leur nature, leurs symptômes et leur traitement, in-8, Paris 1828.

CATHÉTÉRISME RECTILIGNE, ou Nouvelle manière de pratiquer cette opération chez l'homme ; méthode ayant, dans beaucoup de cas de rétention d'urine, sur toutes celles employées jusqu'ici, les avantages d'une exécution plus facile et d'un succès plus certain, avec *un nouveau procédé opératoire propre à l'auteur pour guérir les rétrécissements de l'urètre ;* suivi d'*un nouveau moyen de réunir et cicatriser les déchirures de la vulve et du périné* produites par l'accouchement. In-8, figures, 1828.

POUR PARAITRE INCESSAMMENT.

DE LA DICEPHALALGIE ou Asthénie cérébrale, maladie particulière de l'encéphale, reconnue et décrite pour la première fois, in-8.

MÉMOIRE SUR L'EMPLOI DE L'ECORCE DE LA RACINE DE GRENADIER (*punica granatum*), contre le tœnia ou ver solitaire ; avec l'histoire des nombreux succès que le docteur Moulin a obtenus d'une préparation particulière de ce médicament contre cette espèce de vers intestinaux.

BIBLIOTHEQUE NATIONALE DE FRANCE

3 7531021956623 1

www.ingramcontent.com/pod-product-compliance
Lightning Source LLC
LaVergne TN
LVHW050115060726
842524LV00003B/1123